RAPPORT SUR LE SERVICE MÉDICAL

DES

EAUX MINÉRALES DE POUGUES

Année 1866

DES

DIFFÉRENTS MODES D'ACTION

DES

EAUX DE POUGUES

Par le Dr FÉLIX ROUBAUD

Directeur-Médecin des Eaux minérales de Pougues, Lauréat de l'Institut
et de l'Académie de médecine.

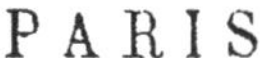

PARIS

CHEZ ADRIEN DELAHAYE, LIBRAIRE

PLACE DE L'ÉCOLE-DE-MÉDECINE

1867

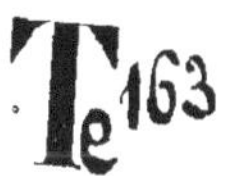

EAUX MINÉRALES DE POUGUES

ALCALINES, GAZEUSES, FERRUGINEUSES, IODÉES

Les Eaux de POUGUES, les plus anciennement employées de France, sont très-gazeuzes, légèrement ferrugineuses; la grande quantité de gaz acide carbonique qu'elles contiennent leur donne un goût agréable et les fait ranger parmi les Eaux *acidules gazeuses*. Ces Eaux, très-riches, contiennent près de 3 grammes de sels par litre; les plus abondants sont les carbonates de chaux et de magnésie, ce qui les différencie complétement d'autres sources alcalines de France qui renferment spécialement des sels débilitants de soude et de potasse.

C'est à cette composition que les Eaux de Pougues doivent leur propriété diurétique. Elles agissent spécialement sur le canal GASTRO-INTESTINAL, qu'elles stimulent légèrement, tout en neutralisant l'excès d'acide que peut sécréter la muqueuse, et sur les organes GÉNI-TO-URINAIRES, dont elles réveillent les fonctions.

On comprend de quel avantage doit être leur emploi dans les maladies de ces deux appareils : la gastrique chronique, la gastrorrhée, les tiraillements et faiblesses d'ESTOMAC, les aigreurs, la PYROSIS, les VOMISSEMENTS, etc., etc., les engorgements du FOIE et de la RATE, la GRAVELLE, les coliques NÉPHRÉTIQUES, les catarrhes de la VESSIE, l'asthénie génitale, l'engorgement de la MATRICE, les flueurs blanches, l'aménorrhée, le diabète, l'albuminurie.

M. le professeur **BOUCHARDAT**, dans son *Formulaire magistral*, dit :

« L'Eau de Pougues est très-agréable à boire.

« Température, 13° centigrades; acide carbonique, 1 volume; carbonate de soude, 1 gr. 1 décigr. par litre; bicarbonate de chaux et de magnésie, 2 grammes environ.

« Les moissonneurs du pays en boivent à toute heure du jour; ils ont l'expérience qu'elle ne leur fait jamais de mal. Elle est beaucoup préférable à l'eau de Seltz. Elle m'a rendu de bons services dans **la glycosurie, les calculs urinaires, l'affection calculeuse hépatique.**

« La constatation que vient de faire M. Mialhe d'une grande quantité **d'iode** dans les eaux minérales de Pougues, explique parfaitement le très-bon résultat de leur application au traitement de la scrofule. »

La réputation méritée des *Eaux de Pougues* a été consacrée par les nombreuses observations de nos célébrités médicales. Parmi les grands médecins qui envoient les malades à Pougues ou qui ordonnent l'usage de ses eaux, nous pouvons citer, par ordre alphabétique : MM. Andral, Barth, Blache, Bouchardat, Bouillaud, Broca, Cloquet, Cruveilhier, Danyaux, Demarquay, Depaul, Gosselin, Grisolle, Guersant, Lassègue, Maisonneuve, Marchal (de Calvi), Marjolin, Nélaton, Pidoux, Rayer Ricord, Sée, Segalas, Tardieu, Trousseau, Velpeau, Vigla, etc., etc.

PRIX DE L'EAU DE POUGUES

La bouteille, à Paris............ 75 centimes.

Pour les Médecins : 60 centimes.

Maison de Vente, rue Caumartin, 60, à Paris.
Au Dépôt central de toutes les Eaux minérales naturelles.

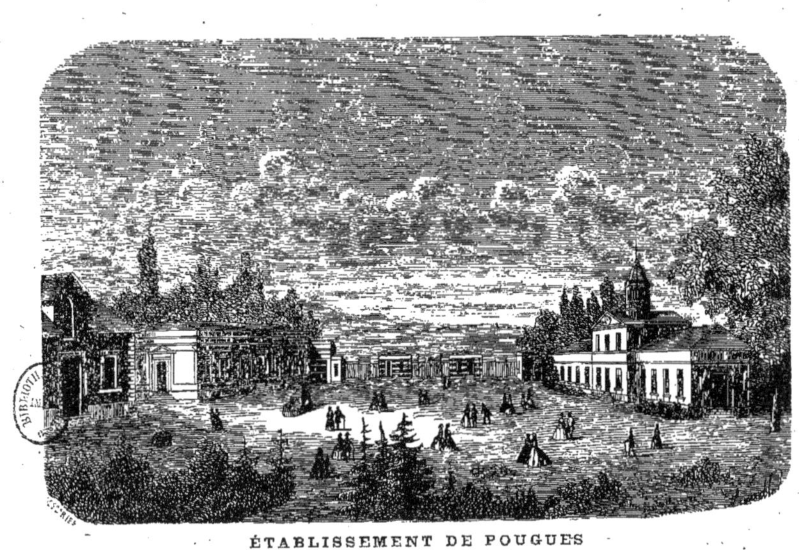

ÉTABLISSEMENT DE POUGUES

DES

DIFFÉRENTS MODES D'ACTION

DES

EAUX DE POUGUES

Par le Dʳ FÉLIX ROUBAUD

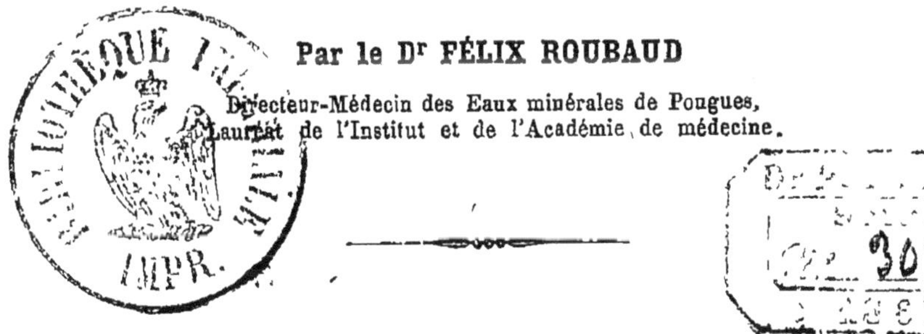

Directeur-Médecin des Eaux minérales de Pougues,
Lauréat de l'Institut et de l'Académie de médecine.

PARIS

CHEZ ADRIEN DELAHAYE, LIBRAIRE
PLACE DE L'ÉCOLE-DE-MÉDECINE

1867

OUVRAGES DU DOCTEUR FÉLIX ROUBAUD

Directeur-Médecin des Eaux minérales de Pougues

TRAITÉ DE L'IMPUISSANCE ET DE LA STÉRILITÉ chez l'homme et chez la femme. 2 vol. in-8º.............. 10 fr.

DES HÔPITAUX au point de vue de leur origine et de leur utilité, des conditions hygiéniques qu'ils doivent présenter et de leur administration. 1 vol. in-12.. 3 fr.

THÉOPHRASTE RENAUDOT. Étude sur les mœurs médicales du XVIIe siècle. Édition de bibliophile, tirée à un petit nombre d'exemplaires...................... 3 fr.

STATISTIQUE MÉDICALE ET PHARMACEUTIQUE DE LA FRANCE (couronnée par l'Institut, *Académie des Sciences*). 1 vol. in-18................................. 2 fr.

HISTOIRE ET STATISTIQUE DE L'ACADÉMIE NATIONALE DE MÉDECINE depuis sa fondation jusqu'en septembre 1852. In-8º. (*Très-rare*).................,.......... 2 fr.

LES CURES DE PETIT-LAIT *en Suisse, en Allemagne, dans le Tyrol et la Styrie* (relation de voyages). 1 vol. in-8º..................................... 2 fr.

HYDROLOGIE MÉDICALE : *Les Eaux minérales de la France*, Guide du méd.-praticien. 1 vol. in-12, 2e éd. 4 fr.

— *L'Hydrothérapie, les Bains de mer et les Eaux minérales de l'étranger.* 1 vol. in-12... 4 fr.

— *Pougues, ses Eaux minérales et ses Environs.* 1 vol. in-12. 3e édition, illustrée......... 3 fr.

— Troubles de la digestion. — Maladies des voies urinaires......................... 1 fr. 50

— Identité d'origine de la Gravelle, de la Goutte, du Diabète et de l'Albuminurie. 1 vol. in-8º. 2 fr.

— *Rapports sur le service médical des Eaux minérales de Pougues, années* 1861 *et* 1862 (couronnés par l'Académie impériale de médec.). Brochure in-8º..................... 1 fr. 50

ANNUAIRE MÉDICAL ET PHARMACEUTIQUE DE LA FRANCE, de 1849 à 1866. 18 vol. in-18. Chaque volume séparément................................. 4 fr.

M. le docteur Félix Roubaud a adressé la
lettre suivante à l'Académie impériale de
médecine, en même temps que le travail que
nous publions aujourd'hui :

A M. le Président dé l'Académie de médecine.

« Monsieur le Président,

« J'ai toujours pensé que, dans l'intérêt de la
science hydrologique et par déférence pour
le corps médical, tous les médecins qui exercent leur art dans une station hydro-minérale
devaient adresser à l'Académie de médecine
et publier ensuite les résultats de leurs observations.

« Je me conforme aujourd'hui à ces principes.

« Sous le rapport statistique, dont tous les
éléments sont sous ma direction, l'Établissement de Pougues a été tristement affecté,
comme tous les établissements du même
genre, par le mauvais temps et par les préoc-
cupations politiques et financières qui ont
marqué la saison de 1866.

« Au milieu de ces fâcheuses influences, l'Établissement de Pougues n'a reçu qu'un nombre relativement moindre de malades que les autres années. — J'ai dirigé le traitement de 287 malades; celui de 37 autres a été prescrit soit par le confrère qui fait la clientèle du pays, soit par mon successeur à l'inspectorat, qui vient des usines voisines de Fourchambault. — D'autres enfin se sont présentés à l'Administration sans ordonnance de médecin; ce sont, pour la plupart, des habitués atteints de goutte ou de gravelle.

« Comme dans mes rapports d'inspecteur que l'Académie de médecine a couronnés deux fois, à la suite de la partie statistique, je traite un sujet afférent à la thérapeutique de notre Établissement.

« J'ai choisi, cette année, pour thèse : *Des différents modes d'action de l'Eau minérale de Pougues.*

« Veuillez agréer, Monsieur le Président, l'assurance de ma respectueuse considération.

« FÉLIX ROUBAUD,

« Direct.-médec. des Eaux minérales de Pougues.

« Paris, le 22 février 1867. »

La saison de 1866 marquera parmi les plus désastreuses pour les établissements d'eaux minérales. On ne peut guère lui comparer, sous le rapport du temps, que celle de 1860.

L'ouverture de la saison avait été précédée par des désastres financiers et une dépréciation générale des fortunes; et ses commencements furent assombris par la guerre, qui grondait à nos portes. Un instant on crut que les visiteurs nombreux des thermes d'Allemagne reflueraient sur les nôtres, ou que, tout au moins, les nationaux oublieraient, en notre faveur, les préférences qu'ils accordaient anciennement aux eaux de l'autre côté du Rhin.

Cette prévision ne s'est qu'imparfaitement réalisée à cause des événements financiers et politiques dont tout le monde était préoccupé.

Mais à côté, et comme aggravation de ces circonstances défavorables pour la prospérité des établissements d'eaux minérales, est venue se placer l'intempérie de la saison.

A l'exception de quelques beaux jours, dans la période du solstice, marqués encore par une chaleur accablante, le temps a été constamment orageux, pluvieux et même froid. Le vent n'a cessé d'être ouest ou sud-ouest ; le baromètre a rarement dépassé le variable, se tenant presque toujours entre pluie et grande pluie ; le thermomètre enfin a présenté une moyenne de 15 à 20 degrés centigrades.

Au milieu de toutes ces conditions fâcheuses, qui ont dû affecter tous les établissements, même ceux qui jouissent de la vogue, Pougues a eu relativement moins de malades que les autres années.

Pour le traitement de ces malades, l'administration a délivré :

Cartes pour la buvette......	409 (1)
Bains....................	2202
Bains de siége............	619
Douches froides...........	3782
— chaudes..........	155
— écossaises........	316
— en cercle.........	191
— de vapeur........	32
— ascendantes......	878
— périnéales........	49
— vaginales........	143

Abordant, pour ne plus en sortir, le terrain purement médical, je ne pourrais m'occuper que des malades dont j'ai dirigé le traitement.

Ceux-ci s'élèvent au chiffre de 287, plus 32 consultations données soit à des malades qui se soignaient seuls, soit à des malades qui me consultaient sur l'opportunité du traitement hydro-minéral. Parmi ces derniers, j'en ai renvoyé 9, dont l'état m'a semblé incompatible avec la thérapeutique par les Eaux de Pougues, tels que lésions organiques des organes digestifs, affections du cœur, maladies des voies respiratoires, etc., etc.

(1) D'autres malades se sont abstenus de la boisson, et n'ont pris que des bains ou des douches.

Les 287 malades dont j'ai eu à diriger le
traitement se composent de 159 hommes ét
128 femmes.

Voici le tableau nosologique que présentent ces 287 malades :

MALADIES.	HOMMES.	FEMMES.	TOTAL.
Dyspepsies...	57	24	81
Chlorose.	»	31	31
Anémie.	10	13	23
Gravelle, coliques néphrét.	24	7	31
Goutte...	14	»	14
Catarrhe vésical...	13	1	14
Diabète	2	4	6
Albuminurie.	7	2	9
Néphrite purulente.	1	»	1
Hépatite.	5	3	8
Coliques hépatiques...	2	3	5
Affections de l'utérus.	»	7	7
Hypertrophie de la rate.	»	1	1
Fièvres intermittentes.	1	1	2
Scrofule...	4	13	17
Névroses...	8	14	22
Spermatorrhée...	4	»	4
Maladie bronzée...	1	»	1
Ataxie locomotrice...	1	»	1
Divers...	5	4	9
Totaux...	159	128	287

On comprend que je ne vais point décrire
toutes les affections que je viens de nommer,
et encore moins passer en revue chaque indi-
vidualité pathologique qui a réclamé mes

soins. — Mon cadre est tout à la fois moins
large mais plus utile : je me propose, dans ce
travail, de consigner les phases thérapeuti-
ques, si l'on peut ainsi dire, par lesquelles
passe la médication par les Eaux de Pougues,
dans chacune des affections qu'il m'est donné
d'observer depuis neuf ans. — J'ai ainsi re-
cueilli près de cinq mille observations, dont
deux mille au moins sont accompagnées d'a-
nalyses d'urine. D'un autre côté, j'ai noté régulièrement, presque jour par jour, les va-
riations barométriques et thermométriques ;
je ne suis en défaut que pour les observations ozonométriques.

Je puis donc, sans être taxé de témérité,
parler d'un médicament et d'une médication
que j'emploie depuis neuf ans, et sur une
échelle qui m'a permis vérifications et con-
trôles.

DES

DIFFÉRENTS MODES D'ACTION

DES EAUX MINÉRALES

DE POUGUES

L'eau minérale de Pougues a des modes d'action thérapeutique fort différents, selon les affections qu'il s'agit de combattre : elle se comporte dans la dyspepsie, par exemple, autrement que dans le catarrhe vésical; dans la gravelle et dans la goutte d'une autre façon que dans la chlorose et la chloro-anémie, etc.

Sans doute elle n'abdique jamais ses propriétés générales et porte constamment une douce excitation tout à la fois sur l'estomac et sur l'appareil urinaire ; et par suite, l'appétit est réveillé et la sécrétion urinaire devient plus abondante.

Mais à côté de ces effets, en quelque sorte

physiologiques, l'cau minérale de Pougues a un mode d'action spécial pour chaque maladie qui réclame son intervention, et le but de ce travail est précisément d'établir ces modes divers d'influence, et d'en faire surtout saisir le côté saillant.

C'est cette tâche qu'une longue expérience m'a rendue facile et que je vais maintenant essayer de remplir.

Dyspepsie.

Quelle que soit la forme qu'elle revête, la dyspepsie est modifiée, dans la très-grande majorité des cas, entre le cinquième et le huitième jour du traitement. Ce n'est point à dire que tous les phénomènes morbides ont disparu ; mais le malade éprouve un bien-être du meilleur augure et une facilité de digestion que, depuis longtemps, il avait désappris. Cette amélioration se complète jusqu'au dixième ou douzième jour de la médication, et, pendant un temps plus ou moins long, le malade jouit de la santé la plus parfaite : l'appétit est excellent, les digestions faciles, le sommeil parfait; plus de gaz, plus d'aigreur, plus de pyrosis; encore un peu de constipation qui est due à l'action desséchante du fer et du carbonate de chaux plutôt qu'à l'affection disparue.

Mais tout d'un coup l'appétit cesse ; tous les symptômes qui caractérisaient la dyspepsie reparaissent graduellement ; d'abord faibles, puis s'accentuant tous les jours davantage. Si la boisson de l'eau est continuée, tous les accidents s'aggravent, l'affection primitive reparaît dans toute son intensité et avec le même cortége qu'elle avait au début; bientôt le sommeil se perd, les nuits sont agitées, remplies par le cauchemar; enfin arrive le dégoût de l'eau minérale, à ce point que j'ai vu des malades frissonner d'horreur à la vue seule de la source.

Cet état, que j'ai appelé la *crise*, peut se montrer à partir du douzième jour du traitement ; mais son apparition peut être de beaucoup retardée, et il est des cas où elle ne s'est produite que le trente-cinquième et même le quarantième jour.

Au lieu de s'effrayer de ce retour de tous les phénomènes morbides, le praticien doit s'en réjouir, et, autant que je le puis, je retiens les malades jusqu'à ce que la crise se soit produite, — c'est le seul signe de guérison. — Pour moi, le traitement de la dyspepsie par les eaux de Pougues, qui n'a pas été prolongé jusqu'à la manifestation de la crise, est, dans la majorité des cas, un traitement incomplet qui ne doit amener qu'une amélioration passagère; la dyspepsie doit fatalement reparaître en décembre, ou plus sûrement encore au commencement du printemps.

La crise indique toujours que le malade est saturé d'eau minérale. La première chose à faire est donc de suspendre la boisson. Toutefois, il ne faut pas trop se hâter si les phénomènes ne sont pas suffisamment accentués. L'erreur est ici facile, et l'on peut prendre pour un commencement de crise des accidents qui tiennent à toute autre cause. Ainsi, par exemple, si le malade est soumis aux douches froides, il peut éprouver une excitation trop forte qui trouble son sommeil et ses fonctions digestives; s'il prend des bains, au contraire, il peut ressentir un effet déprimant qui enlève à l'estomac l'énergie nécessaire à la digestion; et puis, il est d'autres circonstances, morales ou physiques, en dehors du traitement, qui retentissent sur les fonctions des voies digestives, et qui sont assez à la connaissance du praticien pour ne pas nous arrêter ici plus longtemps.

Toutes ces causes d'erreur étant écartées, et l'existence de la crise mise hors de doute, la conduite à tenir est des plus simples : si les accidents sont modérés, il faut se contenter de diminuer la quantité de la boisson, mais ne pas la suspendre entièrement pour ne pas avoir une crise incomplète. En cette occasion, il importe de tenir une juste mesure : ni arrêter trop tôt, ni prolonger trop longtemps la médication; dans le premier cas, on s'expose à une guérison douteuse ; dans le second, on impose aux malades des souffrances inutiles.

Si les accidents, au contraire, se présentent avec une certaine énergie, il faut brusquement suspendre la boisson de l'eau minérale, même en mangeant, et remplacer les douches par des bains, si le malade était soumis à cette pratique de l'hydrothérapie.

Quelques jours suffisent pour que tout rentre dans l'ordre et que le malade retrouve le bien-être que la crise lui avait fait perdre.

Le traitement est alors complet et la guérison obtenue.

Néanmoins, il arrive quelquefois que l'appétit ne reparait pas avec la régularité des fonctions digestives, et alors il faut revenir à la boisson de l'eau minérale, mais à des doses très-minimes, un verre par jour, ou un verre à chaque repas coupé avec du vin.

La crise, telle que je viens de la décrire,

c'est-à-dire constituée par le retour de tous
les phénomènes morbides après une guérison
apparente complète, ne se montre que pendant le traitement de la dyspepsie. La saturation qui arrive pendant le traitement des autres maladies se manifeste par d'autres symptômes que je décrirai en leurs lieux et places;
mais, je le répète, dans la cure des affections
des voies digestives par les eaux minérales de
Pougues, la crise est un fait capital que le
praticien doit désirer et savoir attendre; que
de fois à des malades qui voulaient partir se
croyant guéris, ai-je répondu : « Vous êtes
trop bien; de grâce ! restez ; je préfère vous
voir souffrant; attendez. »

Quand ces sages conseils ne sont pas sui-
vis, le malade a toujours lieu de s'en repen-
tir, comme on va le voir dans l'observation
suivante, qui m'offrira en même temps l'occasion de rapporter une forme bizarre de
dyspepsie, que je n'ai vue qu'une fois depuis
neuf ans que je fais à Pougues de la médecine
hydro-minérale.

Les commencements de cette observation
remontent à la saison de 1864.

Madame X..., femme d'un magistrat d'Is-
soudun, me fut amenée à Pougues, dans un
état presque complet de paralysie des mem-

bres inférieurs. La marche et la station debout étaient impossibles ; il fallait le secours d'une voiture à bras pour la conduire à l'établissement. Cet état de faiblesse ne pouvait être attribué, ni à une affection de la moelle ou du cerveau, ni à l'anémie, qui était peu prononcée; et sans une lettre de son médecin ordinaire, qui avait suivi toutes les phases de la maladie, j'aurais peu songé à en placer la cause dans une dyspepsie.

Cependant, les premiers accidents de cette bizarre affection avaient été notés du côté des voies digestives. Sans cause connue, les digestions étaient devenues mauvaises ; l'appétit s'était perdu, et peu à peu une sorte de paralysie s'était emparée des membres inférieurs ; puis, avec la persistance de cette pseudo-paralysie, et sous l'influence d'une médication appropriée, les fonctions digestives avaient paru vouloir se régulariser, sans reprendre cependant le type normal de leur fonctionnement ; l'appétit était resté médiocre, la constipation persistante et le sommeil bon.

La menstruation n'avait jamais éprouvé de troubles et la malade regrettait seulement de ne pas avoir eu le bonheur de la maternité.

Rien d'anormal ni du côté du cerveau, ni

du côté de la moelle, ni du côté du foie, ni du côté du cœur.

Ce fut dans cet état qu'elle me fut amenée à Pougues dans le courant du mois de juillet 1864.

Pendant les premiers jours, son état de paralysie ne me permit que l'usage de la boisson que j'administrais à la dose de deux verres le matin et le soir.

Bientôt l'appétit revint, les digestions s'améliorèrent sensiblement et un peu de force parut renaître dans les membres affectés .— Sept jours de traitement avaient suffi pour produire cette amélioration. — Je crus alors devoir recourir à la douche froide générale : une par jour d'abord et bientôt une le matin et une le soir.

Au douzième jour du traitement la malade marchait, péniblement, il est vrai, mais enfin elle marchait et se tenait debout, ce qu'elle n'avait pu faire depuis plusieurs mois.

Dès ce moment l'amélioration marcha d'un pas rapide et la malade crut à une guérison parfaitement assise.

Le mari, tenu au courant des phases de la médication, partagea les convictions de sa femme, et au vingt-huitième jour du traitement, il vint la chercher et l'emmena malgré mes protestations et mon assurance que la guérison n'était ni assurée ni complète.

Je n'avais pas observé la crise et l'absence de cette manifestation m'inspirait les doutes que j'exprimais à la malade.

Ces craintes n'étaient que trop fondées.

Au mois de décembre suivant, madame X... fut reprise de tous les phénomènes qu'elle avait déjà éprouvés : troubles digestifs, paralysie des membres inférieurs, auxquels vint s'ajouter un nouvel accident tout aussi bizarre que les autres. Tous les jours, après son déjeuner, mais après son déjeuner seulement, madame X... tombait, pendant 2 heures, dans une léthargie que rien ne pouvait ni prévenir ni vaincre. Au bout de 2 heures, elle s'éveillait naturellement et allait ainsi jusqu'au lendemain, sans que le sommeil de la nuit en fût ni troublé ni diminué.

Les soins éclairés de son médecin ne purent modifier cet état, qui se prolongea jusqu'au mois de juin 1865, époque à laquelle on me la ramena à Pougues.

La première promesse qui me fut faite, fut que la malade resterait à Pougues pendant tout le temps que je croirais nécessaire, et on m'assura de tant de regrets qu'une nouvelle désobéissance serait impossible.

Je commençai le traitement comme l'année précédente, et, comme l'année précédente, tous les accidents se dissipèrent progressivement et en peu de temps.

Ce ne fut que le quarante-sixième jour de la médication qu'apparurent les premiers symptômes de la crise; je laissai celle-ci se prononcer assez fortement et j'exigeai que la malade ne me quittât qu'après la disparition des phénomènes de la saturation.

Elle partit le cinquante-deuxième jour du traitement.

Ma prescription fut la continuation de l'usage externe de l'eau froide, soit sous forme de douches, soit sous forme de bains, et tous les deux mois, la boisson pendant vingt jours, de l'eau minérale de Pougues, avec un régime approprié.

La guérison ne s'est pas un instant démentie; la malade est venue me revoir cet été et je l'ai trouvée dans un si parfait état de santé que je me suis contenté de la renvoyer à ses bains froids de rivière et à la continuation de son régime.

Par cet exemple, auquel je pourrais en ajouter bien d'autres, on voit le rôle important que joue la crise dans le traitement de la dyspepsie par les eaux minérales de Pougues, quelle que soit la forme que revête la dyspepsie.

Cependant je ne voudrais pas affirmer que, dans les cas qui nous occupent, la manifestation de la crise soit une règle radicalement absolue et que sans elle la guérison des dyspepsies ne soit qu'appai...ite et passagère; je crois que la règle n'est pas aussi entière et que des exceptions existent; mais je soutiens que, dans l'immense majorité des cas, cette condition est indispensable pour assurer la guérison et y croire.

Catarrhe vésical.

Ici point de crise, ou plutôt une crise continue; l'eau minérale de Pougues a sur tout l'appareil urinaire une action excitante incontestable; sous son influence, la gravelle est expulsée avec abondance, les graviers cheminent rapidement et l'urine même normale apporte des traces de l'excitation de la muqueuse. Cette excitation, venant s'ajouter à la subinflammation, ou, si l'on veut, à l'inflammation chronique qui constitue le catarrhe vésical, donne à ce dernier un certain degré d'acuité que le praticien doit maintenir dans de justes limites.

Comme conséquence de cette action excita-
trice, on voit survenir tous les symptômes
d'une cystite subaiguë : les envies d'uriner
deviennent plus fréquentes, l'émission de
l'urine se fait avec un sentiment de chaleur, de cuisson, de douleur même, et l'urine
contient des mucosités en plus grande abondance.

Cette action de l'eau minérale, si l'on n'y
prend garde, peut aller plus loin encore, et
amener une véritable cystite, avec ou sans
hématurie, mais s'accompagnant de besoins
d'uriner incessants, de douleurs atroces, de
dépôts abondants muqueux et même puru-
lents, et, dans certains cas, d'une complète
rétention d'urine, dont les sangues et les
bains prolongés ne parviennent pas toujours
à triompher. A ces accidents locaux se joi-
gnent la fièvre, la perte de l'appétit et une fu-
neste démoralisation, compagne fatale des maladies des voies urinaires.

Ce tableau, dont les couleurs ne sont point
chargées, ne peut se produire qu'en des
mains inexpérimentées, lorsque la boisson de
l'eau est portée à des doses trop fortes, et
qu'on active son action par des pratiques hydrothérapiques intempestives ; mais le médecin prudent et connaissant la portée de l'a-

gent mis à sa disposition, peut toujours cal-
culer le degré auquel il doit porter l'excitation
et la mesurer selon l'âge et l'état général et
local du malade.

De toutes les maladies tributaires des eaux
de Pougues, le catarrhe vésical est au premier
rang de celles qui réclament le plus l'attention ; il faut voir souvent le malade, l'inter-
roger soigneusement sur les phénomènes
qu'il remarque, et tenir grand compte du degré d'excitation qu'il éprouve. Si les douleurs
étaient trop fortes, les besoins d'uriner conti-
nus, et si surtout la difficulté de la miction
devenait manifeste, il ne faudrait pas hésiter,
d'un côté, à recourir à des bains chauds prolongés pendant deux ou trois heures, et d'autre part à diminuer et même à supprimer
complétement la boisson de l'eau minérale.

Sans doute, il faut que le malade et le médecin se fassent à l'idée de voir l'affection
prendre de l'acuité, mais il importe aussi que
cette acuité ne dépasse pas certaines limites.

C'est à cette juste pondération que se me-
surent l'expérience et le tact du praticien.

Enfin, il arrive un moment où cette juste
pondération ne peut plus être maintenue, et
où la moindre quantité d'eau minérale ingé-

rée suffit pour amener une aggravation de tous les symptômes.

En même temps l'appétit, resté bon jusquelà, se perd, et le malade se plaint d'une surexcitation générale qui ne lui est pas ordinaire.

Le traitement est arrivé à son terme, et, comme je l'ai dit plusieurs fois déjà, il ne pourrait être continué sans danger.

C'est ordinairement du dix-huitième au vingtième jour que cette nouvelle forme de saturation se manifeste.

Si, à cette époque, les phénomènes d'acuité que j'ai décrits plus haut ne se sont pas manifestés, il est superflu de continuer la médication; un séjour plus prolongé aux eaux devient inutile.

Cette année même, j'ai fait une double épreuve de cette observation avec le beaupère d'un de nos distingués confrères du département de la Nièvre.

Le malade, âgé de 62 ans, petit, d'un tempérament nerveux, avait toujours joui d'une santé parfaite, au milieu du calme et de la sérénité de la vie de la campagne, qu'il n'avait jamais quittée; l'hiver dernier, à la suite d'un refroidissement contracté en sortant d'un dîner où les libations avaient été plus copieuses qu'à l'ordinaire, il fut pris dé violentes douleurs du côté de la vessie, avec impossibilité d'uriner; les cataplasmes et les lavements émollients ayant amené un peu de calme, le cathétérisme fut tenté, mais sans succès; bientôt une hématurie se déclara, accompagnée de fièvre, d'épreintes, de douleurs du côté du col vésical, de difficultés d'uriner, en un mot de tout le cortége de la cystite aiguë.

Une médication appropriée calma l'acuité de tous ces accidents, et l'hématurie disparut tout à fait; mais les besoins d'uriner restèrent fréquents, surtout pendant la nuit, à ce point que le malade avait désappris à se coucher, et se jetait tout habillé sur un lit de repos; les épreintes et les douleurs du col vésical avaient fait place à un sentiment de chaleur, de cuisson et quelquefois de brûlure; enfin les urines étaient fortement chargées de matières muco-purulentes.

Les médications émolliente, révulsive et térébenthinée, employées tour à tour, amendèrent considérablement cet état sans en faire disparaître entièrement tous les symptômes.

Ce fut alors, vers la fin du mois de mai, que le malade me fut amené à Pougues par son gendre, honorable praticien du département de la Nièvre.

Les phénomènes qu'il me présenta étaient ceux d'un simple catarrhe de la vessie : le malade pouvait garder ses urines pendant plus d'une heure ; le sentiment de cuisson était modéré et variable ; enfin les urines ne contenaient plus de pus, mais seulement des mucosités peu abondantes.

La santé générale était bonne, et, en dehors des accidents de l'appareil urinaire, toutes les fonctions se faisaient normalement.

Ces conditions me parurent favorables à la médication hydro-minérale, et tout me faisait présager une guérison complète.

Je me trompais.

Quelle que fût la dose à laquelle j'administrai l'eau minérale, je ne pus obtenir, pendant vingt jours, les phénomènes d'acuité nécessaires pour le succès ; aucune modification, ni en bien ni en mal, ne se montra, même avec des bains de siége froids et des douches dirigées sur la région vésicale.

Je mis cet insuccès sur le compte de la variabilité du temps, car l'homme est ainsi fait qu'il lui faut à toutes choses une explication bonne ou mauvaise ; le malade habitait le département et pouvait, sans de grands frais, revenir à une époque plus favorable.

Ce conseil fut suivi, et à la fin du mois

d'août le malade, dont la position ne s'était ni améliorée ni aggravée, recommença une cure nouvelle.

Cette fois encore l'épreuve ne fut pas plus heureuse que la première; les phénomènes restèrent ce qu'ils étaient au début, et je ne constatais jamais la moindre acuité dans les symptômes. Je ne sais ce qu'il est advenu depuis ce temps; mais je serais très-étonné si l'on m'apprenait la guérison de ce malade.

J'ai rapporté cette observation pour bien faire comprendre toute l'importance du mode d'action des eaux de Pougues dans le catarrhe vésical, et montrer que le succès n'est possible que par le passage, pendant le traitement, de l'état chronique à un état inflammatoire subaigu.

Dans d'autres circonstances, au contraire, l'action de l'eau de Pougues est très-énergique, et j'ai rapporté ailleurs l'observation d'un malade qui, se soignant tout seul, et par conséquent ignorant la manière d'agir du médicament, fut atteint des accidents les plus graves.

Plus qu'en toute autre circonstance l'intervention du médecin est nécessaire dans le traitement du catarrhe vésical par les eaux de Pougues; elle a essentiellement pour but

non-seulement de provoquer l'état inflammatoire subaigu, mais surtout de le maintenir
dans des limites qu'il ne saurait franchir sans
danger.

Lorsque les choses se passent normalement,
le malade n'a plus qu'à attendre chez lui,
dans le repos, et sans le secours d'aucune
médication, que les phénomènes de surexcitation, déterminés par la cure, se calment
d'eux-mêmes ou avec l'aide de quelques tas-
ses de tisane d'orge et de graine de lin.

Par tout ce qui précède on voit que le catarrhe de vessie est une de ces affections qui,
combattues par les eaux minérales de Pougues, ne s'amendent pas sur place, mais dont
les symptômes, au contraire, semblent prendre de l'aggravation. Il est donc d'une absolue nécessité que les malades soient prévenus,
dès le début, des phases par lesquelles le traitement doit passer, pour qu'ils n'accusent ni le
médecin d'impéritie, ni les eaux d'influence
nuisible. — Sans cette précaution essentielle,
pas un malade n'irait jusqu'au bout de la médication.

Gravelle, Graviers, Coliques néphrétiques.

Au début du traitement de la gravelle, des
graviers et des coliques néphrétiques, il est

une indication à remplir : celle de débarrasser tout l'appareil urinaire, depuis les reins jusqu'à la vessie, des concrétions accumulées dans ses anfractuosités.

Cela s'appelle le *lavage*, en langage hydrologique.

Avec l'eau de Pougues, ce lavage dure en moyenne huit jours. La dose de la boisson est d'ordinaire de huit verres par jour, mais il n'est pas rare de la porter à dix verres. Seulement, pour prévenir une trop forte excitation, soit locale, soit générale, il est nécessaire d'ordonner tous les matins un bain prolongé dans lequel j'ai même l'habitude de faire ajouter 500 grammes de bicarbonate de soude, ou quelquefois de la gélatine.

Pendant cette première période du traitement, les urines sont fortement chargées de sédiments, et l'on s'étonne parfois de l'énorme quantité que le malade en expulse.

Si, au lieu de sable, on a affaire à des graviers dont le passage s'opère avec ou sans coliques néphrétiques, leur expulsion est singulièrement facilitée, et par la quantité de boisson absorbée, et par l'action spécialement excitante de l'eau sur tout l'appareil urinaire.

Ce n'est point à dire que cette expulsion

se fasse toujours sans douleur ; mais si d'ordinaire la marche du gravier à travers les ure-
tères détermine des coliques néphrétiques,
ces coliques, sous l'influence de l'eau de Pougues, sont tout à la fois, et moins violentes
et moins prolongées. Tous les malades accep-
teraient volontiers de n'avoir jamais de plus
fortes souffrances.

Quand au bout de quelques jours, huit à
dix au maximum, l'urine ne charrie plus ni
sables ni graviers, et que le malade ne ressent plus de douleurs ni dans les reins ni dans
l'aine, le lavage peut être considéré comme
terminé, et il faut alors revenir à des doses
plus faibles de boisson, et mettre entre chaque
bain un intervalle de quarante-huit heures.

Cette pratique a l'avantage de modérer l'action trop excitante de l'eau, tout en respectant ses propriétés modificatrices.

Deux questions se posent naturellement
ici : la première est facilement soluble, et je
n'aurais aucune hésitation à exprimer sur elle
mon sentiment; la seconde est d'une solution plus difficile, et je ne l'aborderai qu'a-
vec la plus grande circonspection.

Ces deux questions sont les suivantes :

1° L'eau de Pougues dissout-elle les sables
et les graviers ?

2° L'eau de Pouguès peut-elle prévenir la formation de nouveaux sables et de nouveaux graviers ?

A la première question, ma réponse n'est pas douteuse. Non, l'eau de Pougues, pas plus que toute autre d'ailleurs, ne dissout ni sables ni graviers ; elle facilite simplement l'expulsion de ceux qui se trouvent formés, et par cette facilité empêche, dans beaucoup de cas, le retour des coliques néphrétiques.

Le second problème est tout à la fois plus difficile et plus complexe. Pour le résoudre, il faut rappeler en quelques mots la manière dont se forment ces dépôts. Pour abréger, j'en emprunterai le récit à l'ouvrage de Lionel Béale : *De l'urine, des dépôts urinaires et des calculs*, traduit par MM. Ollivier et Bergeron. « L'une des conditions les plus essentielles, dit-il, pour qu'il se forme un calcul, c'est la tendance qui peut se produire à la précipitation dans l'urine, avant la miction, d'un de ses principes constituants peu solubles. S'il se forme, de cette substance, une quantité beaucoup trop considérable relativement à celle qui existe normalement, les influences les plus légères peuvent en amener la précipitation, bien avant que l'urine ait quitté la vessie : c'est ainsi que se font les dépôts insolubles. Chacune de ces petites masses de dépôt constitue un noyau d'attraction autour duquel se rassemble une quantité considérable de matière ; mais, le plus souvent, le dépôt s'échappe avec l'urine. Il peut arriver, surtout pour les calculs rugueux, que de petites portions de l'urine soient comme emprisonnées dans les interstices que laissent entre elles les rugosités de la surface. Alors se passent des changements chimiques dont le résultat immédiat est le dépôt d'une nouvelle quantité de matières insolubles. Si l'urine est modifiée dans sa composition, plusieurs substances peuvent se déposer ; ainsi de l'oxalate de chaux peut former le noyau d'un calcul, et lorsqu'il a atteint un certain volume, la précipitation de l'acide urique succède à celle de l'oxalate de chaux. D'autre part, l'acide urique peut cesser de se précipiter, et il peut se former plusieurs couches successives de phosphates. Dans quelques calculs, ces couches alternent d'une manière très-remarquable. » (Pages 457 et 458.)

Arrêtons-nous ici.

Pour qu'un dépôt se forme, il faut, 1° la présence en excès, dans l'économie, d'une substance insoluble dans l'urine ; 2° la précipitation dans l'urine de cette substance insoluble.

.Cette substance insoluble ne se forme pas évidemment dans les reins, le système urinaire n'en est que l'émonctoire ; elle est charriée par le sang, qui la dépose dans les reins avec les autres éléments de l'urine. Là, elle se précipite, ne trouvant plus un élément qui la dissolve, et elle devient ainsi le noyau d'un sable, d'un gravier ou d'un calcul.

Sa présence dans le sang, soit en quantité normale, soit en excès, s'explique, dans beaucoup de cas, ou par la nature des aliments ingérés, ou par quelque trouble, soit des fonctions digestives, soit d'autres fonctions dont l'énumération a été faite ailleurs, et dont l'étude remplit en ce moment mes méditations et mes recherches.

De plus, il n'est pas rare de voir des personnes soumises à une alimentation convenable, et jouissant en apparence de la plus belle santé, rendre du sable ou des graviers, comme leur père ou leurs aïeux. Il y a donc là une question d'héridité qui dérange singulièrement les conditions du problème.

Si ce n'était cette cause, assez fréquente pour ne pas en faire une exception, je serais moins embarrassé pour répondre a la seconde question ainsi posée : l'eau de Pougues peut-elle prévenir la formation de nouveaux sables et de nouveaux graviers ?

Si la cause unique de la présence dans le sang d'une matière insoluble dans l'urine résidait dans une viciation du mécanisme nutritif, que cette viciation fût due à une mauvaise alimentation ou à un trouble des fonctions digestives, on pourrait espérer que, dans beaucoup de cas, l'eau minérale de Pougues, par son action bien connue sur l'appareil digestif, préviendrait la formation en excès de cette substance insoluble dans l'urine.

Et de plus, grâce au mode d'administration de cette eau minérale dont je parlerai tout à l'heure, on empêcherait l'accumulation du précipité, et par ainsi, la formation des couches successives qui finissent par former le sable, le gravier ou le calcul.

Mais, il faut le reconnaître, l'eau de Pougues n'aurait cet heureux privilége que lorsque la présence de la matière insoluble tiendrait à un trouble des voies digestives ; car, dans les autres cas, il faudrait de préférence, tantôt recourir à une meilleure hygiène, et tantôt à une médication dont la place n'est pas ici, mais qui se trouve dans le travail sur l'acide urique, dont un premier mémoire a -paru, et dont un second est sous presse.

Mais quoi qu'il en coûte pour l'application de la théorie, il faut absolument tenir compte, de l'hérédité, et en cette occurrence, j'avance sans hésitation que l'eau minérale de Pougues, pas plus qu'aucune autre d'ailleurs, ne peut afficher la prétention d'empêcher la formation de la substance insoluble.

Tout ce qu'elle peut faire, c'est de prévenir l'accumulation de cette substance dans l'appareil urinaire, et de s'opposer ainsi à l'édification, si l'on peut ainsi parler, d'un gravier ou d'un calcul.

Cet heureux résultat est ainsi obtenu par le mode d'administration de l'eau dont, plus haut, j'ai promis de parler, et qui consiste dans les précautions suivantes :

Tous les ans, à l'époque où la température n'atteint pas à la hauteur des jours caniculaires, en mai, juin, fin août et septembre, le malade doit venir à Pougues faire une saison de vingt à vingt-cinq jours, dans les conditions indiquées ci-dessus; puis, deux mois au plus après cette saison, le malade doit ponctuellement, tous les mois, prendre de dix à quinze bouteilles d'eau de Pougues, d'une manière régulière et suivie, deux verres le matin, à jeun, et le reste de la bouteille au déjeuner, coupée avec du vin.

De cette façon, toute la matière précipitée est entraînée par l'urine, et les calculs n'ont pas le temps de se former ; la colique néphrétique est ainsi prévenue, et il ne reste plus au malade que l'insignifiante infirmité de rendre un peu de sable.

Le résultat est assez heureux pour qu'il soit digne d'être mentionné.

Goutte.

Il est bien entendu qu'il ne peut s'agir ici que de la goutte chronique ; car la goutte aiguë n'a rien à demander aux eaux minérales, quelles qu'elles soient. Quelques auteurs veulent : même qu'une assez grande distance sépare le dernier accès de goutte de l'usage des eaux minérales, craignant sans doute que ces dernières, par leur action excitante, ne réveillent une fièvre mal éteinte, et ne rappellent l'état inflammatoire encore si rapproché.

J'ai appris par expérience à me défier de l'exagération de ces appréhensions. Sans doute il faut laisser au malade quelques jours de repos après son dernier accès de goutte, surtout s'il a été violent ; mais une trop longue temporisation me paraît, au point de vue du traitement hydro-minéral, plus nuisible qu'utile.

J'en ai eu cette année des exemples bien remarquables ! L'un n'avait pu accompagner sa femme, qui était venue à Pougues pour y soigner une affection utérine, et était resté chez lui, cloué dans son lit, depuis plus de deux mois, par des attaques de goutte successives sur diverses articulations. De retour chez elle, et ayant vu plusieurs goutteux à Pougues, madame X... engagea son mari à me consulter sur l'opportunité d'un traitement par nos eaux minérales. Je répondis qu'après la cessation de la dernière attaque, et sans tenir compte du gonflement et des douleurs qui pouvaient encore rester dans l'articulation affectée, le malade vînt me trouver, et que je jugerais *de visu* de l'opportunité de la médication dont il voulait essayer. Quinze jours environ après cet échange de lettres, le malade arriva en effet à Pougues, et je n'hésitai pas à le soumettre à la boisson seule de l'eau minérale. Je n'eus qu'à m'applaudir de cette détermination.

L'autre, un des rédacteurs secrétaires du Corps légistatif, arriva à Pougues, le lendemain d'une attaque de goutte, accompagnant sa femme atteinte de dyspepsie, et ne croyant pas qu'il lui fût possible de recourir déjà aux eaux minérales, parce que l'articulation atteinte était encore gonflée et devenait le siége de vives douleurs au moindre mouvement. J'eus du courage pour lui, et je parvins à dissiper ses craintes et à le décider à boire, matin et soir, deux verres d'eau minérale; les dernières traces de l'attaque goutteuse se dissipèrent si rapidement que, peu de jours après le début du traitement, je pus recourir aux douches générales froides, pour combattre l'anémie dont le malade était également atteint.

Je dirai tout à l'heure mon opinion sur l'utilité de la douche dans la goutte, utilité niée par les uns et soutenue par les autres.

Mais avant toute chose, il convient de préciser le mode d'action de l'eau minérale de Pougues dans l'affection qui nous occupe.

Je prends le malade dans les meilleures conditions possibles : n'ayant pas eu d'accès depuis quelque temps, doué d'une bonne constitution et présentant en dehors de la goutte les apparences d'une excellente santé.

Le malade est soumis à la boisson de l'eau minérale; d'abord il n'en éprouve que les effets physiologiques ordinaires : augmentation de l'appétit, plus grande facilité de la

digestion, abondance de la sécrétion urinaire, etc., etc.; mais un jour, ordinairement
du 8e au 12e jour du traitement, il accourt
effrayé près de son médecin et lui annonce
piteusement qu'il ressent tous les symptômes
avant-coureurs d'une attaque de goutte.

Il ne se trompe pas, seulement le pronostic
qui l'épouvante lui fera défaut et l'accès ne
viendra pas.

Il s'établit, pour ainsi parler, une lutte
entre le mal et le remède, dont celui-ci triom-
phe toujours. On dirait, pour employer un
langage imagé, que l'eau minérale va réveiller la goutte assoupie au fond de quelque
articulation, et engager avec elle un combat
rendu inégal par la torpeur au milieu de
laquelle la podagre a été surprise.

Quoi qu'il en soit, le médecin peut, à coup
sûr, rassurer son malade et poursuivre le
traitement sans crainte d'une attaque. Quelques jours, en effet, suffisent pour que tous
les symptômes alarmants se dissipent et que
le calme renaisse en même temps que la confiance du malade.

Il n'est pas de signe spécial, comme dans
la dyspepsie, qui annonce la fin du traitement. Le malade peut impunément boire de
l'eau minérale jusqu'à la saturation physiolo-

gique, que l'on reconnaîtra à une excitation générale, à la perte de l'appétit et surtout à la répugnance, et à un sentiment de dégoût produit par la boisson et même par la vue seule de l'eau minérale.

Il est inutile, et il pourrait devenir dangereux, de prolonger la médication hydro-minérale. La saturation obtenue, j'estime qu'il faut un ou deux mois pour la dissiper.

Après ce laps de temps, et pour prévenir le retour de nouveaux accès,—car se serait une illusion trompeuse que de croire à une guérison radicale,—il faut soumettre le malade au régime que j'ai indiqué plus haut pour la gravelle, c'est-à-dire lui faire prendre régulièrement, tous les mois, une quantité d'eau minérale qui variera de 10 à 15 bouteilles par mois.

Cette méthode, secondée par une hygiène appropriée, est celle qui m'a le mieux réussi pour prévenir tout à la fois soit les attaques de goutte, soit les coliques néphrétiques; pour les malheureux atteints de ces douloureuses affections, le service est assez grand pour mériter qu'on s'y arrête.

La douche et les bains ne jouent qu'un rôle secondaire dans le traitement de la goutte par les eaux minérales alcalines; la boisson constitue toute la médication.

Cependant la douche chaude, quelquefois la douche écossaise, mais plus rarement la douche froide, seront utilement employées contre les empâtements articulaires ; la douche, alors exclusivement locale, facilitera le dégagement de l'articulation et en rendra les mouvements plus faciles.

Mais pour que la douche ne produise pas un effet contraire, il faut que l'articulation ne soit ni rouge, ni douloureuse au toucher ; il est essentiel que le gonflement soit complétement atonique.

Enfin, la douche générale froide n'est utile que dans les cas de cachexie ou d'anémie, et alors elle s'adresse plutôt à l'état général qu'à l'affection goutteuse.

Envisagée de cette façon, l'hydrothérapie devient rationnelle et ne mérite plus, en ses applications dans la goutte, les louanges exagérées des uns, ni les dénigrements exclusifs des autres. — Il m'est avis qu'en cette occurrence, comme en toute question de thérapeutique, le médecin, sous peine de faillir, ne peut avoir une opinion absolue.

Chlorose, Anémie, Scrofule.

Pendant les années 1852, 1853 et 1854, l'administration de l'Assistance publique de Paris

envoya à Forges-les-Briis un certain nombre
d'enfants scrofuleux, et les heureux résultats
obtenus, constatés par MM. les docteurs Sée
et Gillette, engagèrent M. le ministre de l'a-
griculture, du commerce et des travaux pu-
blics à demander à l'Académie de médecine
son opinion sur la valeur thérapeutique de
ces eaux, dont l'analyse avait été faite par
M. Ossian Henry. La commission des eaux
minérales, par l'organe de son rapporteur,
M. Guérard, proposa de répondre à M. le
ministre :

1° L'eau des sources de Forges-les-Briis,
considérée sous le rapport de sa composition
chimique et de ses propriétés physiques et
organoleptiques, offre les caractères d'une
eau douce de très-bonne qualité. Elle est employée comme telle, dans le pays, aux divers
usages de l'économie domestique.

2° Les résultats avantageux obtenus chez
les 25 scrofuleux envoyés à Forges pendant
les années 1852, 1853 et 1854 et dont les observations sont consignées au dossier, ne doivent pas être attribués à une action spécifique
des eaux de cette localité.

3° Ces résultats sont dus à l'action combi-
née et longtemps continuée des bonnes conditions hygiéniques, des bains et des prati-

ques accessoires de ces bains auxquels les malades ont été soumis pendant les cinq ou six mois qu'ils ont passé à Forges.

4° Ces conditions hygiéniques, à savoir: l'air pur, une propreté exquise et une bonne alimentation, les exercices gymnastiques, les bains et les pratiques accessoires, douches, frictions énergiques, massage, etc., ont pu être réalisées facilement sur le très-petit nombre de malades qui y ont été soumis et ont amené chez quelques-uns une guérison complète et chez tous une amélioration notable.

Etc., etc. (Séance du 22 septembre 1857.)

Si l'on acceptait d'une manière absolue et générale les conclusions de ce rapport, il faudrait admettre que la médication hydro-minérale est inutile pour le traitement de la scrofule, et que celui-ci trouve les conditions de son efficacité dans l'hygiène, les exercices corporels et les pratiques hydrothérapiques.

Je suis assurément bien éloigné de contester la valeur de toutes ces circonstances, mais je pense aussi que leur importance se tire surtout de l'hygiène, des habitudes et du milieu dans lesquels vivait le malade avant de se soumettre aux conditions heureuses dont parle M. Guérard. Pour mon compte, je vois chaque année des personnes aisées des départements voisins ne pas obtenir chez elles les bons résultats qu'elles retirent d'un traitement à Pougues, où elles ne trouvent ni une meilleure aération, ni une plus grande propreté, ni une plus succulente nourriture que dans leurs habitations ordinairement bien situées et bien entretenues.

Il faut donc reconnaître que si l'hygiène joue un grand rôle dans le traitement de la scrofule, l'élément hydro-minéral y occupe aussi une place non moins importante.

Je vais essayer de lui assigner la place qu'il me paraît remplir dans la médication par l'eau minérale de Pougues.

Ce que je viens de dire de la scrofule et ce qui va suivre s'applique également à la chlorose et à l'anémie.

Pour le traitement des trois affections que je viens de nommer, les eaux alcalines calcaires, comme celles de Pougues, ne peuvent prétendre au rôle d'agents spécifiques, comme les eaux chlorurées sodiques ou iodées pour la scrofule, et les eaux ferrugineuses pour la chlorose et l'anémie. Aussi, quoique les eaux de Pougues contiennent de l'iode et du fer, je compte ordinairement peu sur leur présence pour arriver au but qu'il s'agit d'atteindre ; et, fidèle à ce principe, j'administre aux malades de faibles quantités d'eau, contrairement à ce qu'il faudrait faire si l'on plaçait sa confiance exclusive dans l'iode et le fer que contiennent les eaux de Pougues.

La théorie m'a conduit à cette manière d'agir, qu'une longue expérience n'a fait que confirmer.

Si l'on ne doit point admettre l'action spécifique des eaux de Pougues contre la scrofule, la chlorose et l'anémie, on peut trouver la raison de leur mode thérapeutique dans leurs propriétés éminemment apéritives, digestives et reconstituantes.

Dans ces trois états de débilitation générale, surtout dans la chlorose et l'anémie, la nutrition joue un rôle tellement considérable que les malades se trouvent guéris, sans le secours des préparations ferrugineuses, le jour où s'accomplissent normalement les fonctions digestives, depuis la mastication jusqu'à l'assimilation des substances ingérées. Ne savons-nous pas que les préparations ferrugineuses aggravent souvent la chlorose par cela seul qu'elles irritent l'estomac et le mettent dans l'impossibilité de digérer?

L'eau minérale de Pougues n'a pas d'autre action que celle qu'elle emprunte à ses propriétés, je le répète, apéritives, digestives et par suite reconstituantes.

Sans doute il serait injuste de ne pas faire une part à l'iode et au fer qu'elle renferme, mais cette part, je le redis, doit être reléguée au second plan et ne peut donner à l'eau la caractéristique d'un médicament spécifique.

Et cette opinion est si vraie que les résultats à obtenir seraient moins considérables et moins rapides si, avec la boisson de l'eau minérale, on ne recourait pas aux pratiques d'une balnéation méthodique, aidée souvent par des frictions et le massage.

C'est surtout en ces occurrences, quand aucune contre-indication n'existe du côté du cœur et des poumons, que les douches froides, très-courtes, une minute de durée, produisent les plus heureux résultats. Combinées avec la boisson de l'eau minérale, elles lui prêtent appui et concourent merveilleusement l'une et l'autre à la guérison des malades.

La boisson est administrée, sauf des convenances individuelles, à la dose de quatre verres par jour, deux le matin et deux le soir ; et les douches, une par jour au début, et plus tard une le matin et le soir.

L'hygiène et surtout le régime alimentaire

doivent être scrupuleusement surveillés. On comprend leur importance après ce que j'ai dit plus haut du mode d'action des eaux de Pougues, car aux nouvelles conditions digestives et assimilatrices dans lesquelles ces eaux placent l'organisme, il faut un aliment suffisant et par sa qualité et par ses quantités.

La promenade, les exercices corporels, les distractions, etc., font également partie de cette hygiène, dont les principes sont trop connus pour qu'ils nous puissent retenir davantage.

Diabète, Albuminurie.

Je ne veux pas introduire ici un problème que j'ai posé ailleurs (1), et dont j'espère pouvoir donner bientôt la solution définitive.

Mais entre temps, s'il est vrai que, dans beaucoup de cas, l'albuminurie et le diabète soient des manifestations diverses du principe qui donne naissance à la gravelle et à la goutte, il est probable que l'agent modificateur de ce principe dans ses manifestations graveleuse et goutteuse, le sera également dans ses deux

(1) *De l'identité d'origine de la gravelle, de la goutte, du diabète et de l'albuminurie.* Mémoire présenté à l'Académie des sciences.

autres manifestations, le diabète et l'albuminurie.

Même, ce qui est vrai pour certains cas, en admettant les idées de M. Cl. Bernard pour le diabète, dont il fait une affection du foie, et celles de M. Rayer sur l'albuminurie, qu'il range parmi les maladies des reins, il faut reconnaître aux eaux minérales de Pougues une sorte de spécificité que n'ont pas, au même degré, les autres eaux alcalines, surtout les eaux alcalines à base de soude.

En effet, le diabète et l'albuminurie, en laissant de côté leur origine, s'accompagnent toujours du dépérissement de l'organisme et portent une profonde atteinte aux sources mêmes de la vie. La première et la plus pressante indication n'est-elle donc pas de relever les forces du malade et de rappeler à tout prix la vitalité qui s'enfuit? Parmi les agents de la thérapeutique ordinaire, les toniques et les fortifiants occupent la première place, sans compter les ressources que le médecin retire d'un régime alimentaire et d'une hygiène bien ordonnés. Dans la thérapeutique hydro-minérale, les eaux de Pougues possèdent une action reconstituante qui appelle sur elles l'attention dans les deux maladies qui nous occupent.

Le premier effet de ces eaux est de réveiller l'appétit presque toujours languissant, surtout chez les albuminuriques, et de régulariser les fonctions digestives, et par suite assurer une bonne assimilation.

Puis, quand l'état général se trouve ainsi relevé, que la circulation et la calorification sont devenues plus actives, on recourt aux douches froides, qui complètent et assurent, je n'ose dire toujours la guérison, mais du moins la notable amélioration obtenue.

L'emploi des douches froides chez les diabétiques et les albuminuriques doit être sévèrement surveillé. Il faut se rappeler toujours que les malades atteints de ces affections sont exposés, plus que tous autres, aux congestions sanguines, et qu'une douche sans réaction peut être la cause d'une congestion, pulmonaire surtout, contre laquelle toutes les ressources de l'art seront presque inutiles.

C'est ce qui m'est arrivé malheureusement en 1861, alors que je n'avais pas toute l'expérience que j'ai aujourd'hui. Un jeune homme de 22 ans, albuminurique avec œdème aux jambes et bouffissure à la face, fut soumis à la boisson de l'eau minérale et aux douches. Les deux ou trois premières furent assez bien supportées et la réaction s'opéra, sinon d'une manière active, du moins d'une façon passable, à l'aide de frictions et d'une promenade précipitée. Bientôt ces moyens factices devinrent impuissants et la douche fut suivie d'un froid et d'un frisson de mauvais augure. Soit que je crusse à une mauvaise disposition passagère, soit que je comptasse obtenir de meilleurs résultats en insistant sur la médication (car mes souvenirs sont un peu confus sur ce point), je continuai l'usage des douches, qui amenèrent aussitôt une double pneumonie à laquelle le malade succomba dans l'espace de deux jours.

Cette épreuve, on le doit comprendre, m'a profité, et aujourd'hui je ne recours à ces moyens énergiques que lorsque les forces sont relevées, que la nutrition est suffisante et que l'activité de la circulation m'est un garant d'une réaction parfaite.

Le temps de préparation, pour ainsi dire, après lequel on peut venir aux douches, n'a rien de fixe. Ainsi, cette année, sur les deux femmes albuminuriques que j'ai eu à soigner, l'une, âgée de 55 ans, venait à Pougues pour la seconde fois, et malgré une hydropisie qui s'était dissipée deux mois auparavant, sous l'influence des toniques et des diurétiques combinés, me présenta assez de force de réaction pour que dès le premier jour je lui prescrivisse la douche. L'autre, au contraire, jeune fille de 21 ans, présentant un œdème très-prononcé aux membres inférieurs, et dont la constitution, frêle d'ailleurs, avait été profondément altérée par le régime sévère du Mont-Carmel, ne fut soumise à la douche que vingt-cinq jours après son arrivée à Pougues, employant ce long temps à relever ses forces par une nutrition que la boisson de l'eau de Pougues rendit possible. Je suis convaincu que cette jeune fille aurait eu le sort du malade dont j'ai parlé tout à l'heure, si je n'avais pas eu la prudence qui me fit défaut en 1861.

Que l'on ne croie pas cependant que la douche soit un moyen indispensable pour la guérison ou l'amélioration qu'obtiennent les malades. Il en est quelques-uns chez lesquels l'eau froide n'a jamais été employée et qui, nonobstant, ont obtenu de bons effets de la boisson seule de l'eau minérale. Depuis quatre ans, je vois à chaque saison venir dans mon cabinet une dame âgée de 60 ans au moins, forte, obèse presque, et pour qui les douches ne seraient pas sans danger. Son urine, au début, contient une notable quantité de glycose ; celui-ci diminue progressivement et disparaît tout à fait après vingt-cinq ou trente jours de traitement. On ne peut invoquer ici que la seule action de l'eau minérale prise à l'intérieur.

Bien plus, la fantaisie lui ayant pris d'aller, cette année, visiter les thermes de Saint-Honoré et d'interrompre pour quelques jours son traitement alcalin, elle ne put résister à la tentation de prendre quelques bains sulfureux qui aussitôt lui ramenèrent la quantité de glycose qu'elle avait perdue pendant son séjour à Pougues. Ce brusque retour du glycose dans l'urine n'était pas le fait de la cessation de la boisson alcaline, car la malade en avait emporté une caisse avec elle et n'avait pas passé un jour sans en boire.

Cette observation ne prouve pas que la douche doive être proscrite du traitement du diabète ; elle nous apprend seulement que cette pratique hydrothérapique n'est point applicable dans tous les cas, et que dans ceux où on y a recours, la douche est l'auxiliaire le plus utile, l'adjuvant le plus énergique de l'eau minérale de Pougues dans le traitement du diabète et de l'albuminurie.

Hypertrophie du foie et de la rate.

Lorsque l'hypertrophie du foie n'est pas accompagnée du dépérissement de l'organisme, lorsque la constitution, bonne d'ailleurs, n'est pas ébranlée et qu'il n'existe pas cette cachexie qu'entraînent presque toujours les maladies graves, il faut reconnaître que les eaux alcalines à base de soude, telles que celles de Vichy et de Vals, sont bien préférables aux eaux de Pougues, dont la caractéristique est le bicarbonate de chaux. Dans l'hypertrophie du foie, la glande hépatique peut être comparée à une éponge gorgée de sang qui, rendu plus fluide par le bicarbonate de soude, s'échappe plus facilement de l'organe et amène ainsi son dégorgement.

Mais si l'organisme était profondément altéré, il serait dangereux, au point de vue de l'état général, de recourir aux alcalins sodiques, et, dans ce cas, s'ils ont moins de prise sur le foie, les alcalins calcaires ont au moins l'avantage de ne pas augmenter la cachexie, tout aussi redoutable que l'hypertrophie hépatique.

La débilité produite par l'usage un peu prolongé des eaux alcalines à base de soude est si manifeste, qu'elle a inspiré à **M.** le professeur Trousseau une conduite que le succès a presque toujours justifiée. Les malades atteints d'hypertrophie du foie ou de simple hépatite chronique, sans altération de l'organisme, sont d'abord dirigés sur Vichy avec la recommandation expresse de s'arrêter à Pougues au retour et d'y suivre un traitement. Quand le malade m'arrive, son affection hépatique a été profondément modifiée, bien que le tégument présente encore une teinte jaune assez prononcée. Il offre en même temps un allanguissement profond de toutes les fonctions ; l'appétit est nul, la digestion difficile ; l'énergie morale et physique fait défaut, et le malade se prend à regretter une médication qui lui a fait perdre les forces qu'il avait avant le départ. — Cet état bien connu, et dont je n'esquisse pas même les principaux traits, a été nommé par M. Trousseau *la cachexie alcaline.*

Cette cachexie est bientôt dissipée par la médication reconstituante des eaux de Pougues, soit par la boisson seule de l'eau, soit, et c'est le cas le plus commun, par la boisson et par les douches. Les malades ressaisissent les forces qui les abandonnaient ; ils renaissent à la vie, comme ils disent, et font souvent honneur aux eaux de Pougues d'une guérison dont elles n'ont été que le couronnement.

Les alcalins calcaires dissipent les inconvénients que laissent après eux les alcalins sodiques, tout en respectant les bénéfices que procure l'usage de ces derniers.

On comprend que, maniée ainsi avec toute l'habileté de M. Trousseau, la médication alcaline produise de merveilleux résultats, surtout dans les affections qui nous occupent.

Sans m'en apercevoir, j'ai esquissé la physionomie de trois malades qui, sur l'avis de M. Trousseau, ne mirent aucune interruption entre leur traitement de Vichy et celui de Pougues, et qui se trouvèrent en même temps débarrassés de leur affection du foie et de la cachexie alcaline.

Cette conduite ne saurait s'appliquer à l'hypertrophie de la rate, soit paludéenne, soit essentielle, parce que, dans presque tous les cas, elle est accompagnée d'un tel dépérissement de l'organisme, que le mot cachexie lui a été légitimement appliqué. Relever les forces, rappeler la vitalité qui s'échappe, est la première et même la seule indication à remplir.

En 1862, on m'amena de Pouilly-sur-Loire,

étendue sur un brancard, une jeune femme
de 22 ans qui, sans cause appréciable et pendant que son ventre prenait un développement
énorme, était tombée dans un tel anéantisse-
ment que la marche, la station debout, e
presque tout mouvement étaient impossibles.
L'appétit avait disparu, et la présence dans
l'estomac du moindre aliment ou de quelques
gouttes de liquide provoquait des vomissements qui s'opposaient à toute nutrition ; l'a-
maigrissement devint extrême ; la face prit
cette teinte terreuse mêlée de jaune qui ca-
ractérise les affections graves et profondes de
quelque organe du bas-ventre ; enfin les règles
se supprimèrent, et la malheureuse femme
sembla ne plus garder que quelques souffles
de vie.

Ce fut dans cet état qu'on la transporta à
Pougues.

Toute la cavité abdominale était remplie par
la rate, dont le volume avait pris des propor-
tions que je ne soupçonnais pas. Un confrère,
M. de Montureux, qui devait se connaître en
hypertrophie de rate, car il exerce la médecine à Vierzon, sur la lisière de la Sologne,
constata avec moi ce développement énorme,
et m'avoua n'en avoir jamais observé de pa-
reils.

Il ne partagea même pas mes doutes sur les résultats du traitement, et porta le pronostic le plus grave en face de la profonde cachexie dont il était le témoin.

Cependant, je me mis à l'œuvre, non sans quelque inquiétude, et je n'eus d'abord souci que de faire supporter quelques gouttes de liquide. Je m'entourai de toutes sortes de précautions; je mélangeai l'eau minérale, par parties égales, avec l'eau de fleurs d'oranger, et je portai le tout à une température de 25 à 28 degrés centigrades. La quantité à boire de ce breuvage fut réglée avec parcimonie d'abord, et augmentée au fur et à mesure que l'estomac ne le rejetait pas. Ne marchant qu'avec ces précautions et diminuant chaque jour le calorique et la proportion de l'eau de fleurs d'oranger, nous arrivâmes enfin, du dixième au douzième jour, à faire supporter l'eau minérale à l'état naturel.

C'était une première et immense victoire remportée.

La boisson de l'eau minérale produisit bientôt son effet accoutumé : l'appétit revint, et l'estomac put digérer quelques aliments.

Au vingt-deuxième jour du traitement, la malade marchait appuyée sur le bras de son mari, et une teinte rosée apparaissait aux téguments.

En même temps la rate, dont le volume était toujours énorme, devenait plus mobile et laissait pressentir la diminution qui déjà commençait.

Au trentième jour, la malade fut assez forte pour être mise à la douche.

Dès ce moment, la guérison marcha avec une rapidité extraordinaire ; la rate se fondait à vue d'œil ; l'appétit était excellent, les digestions faciles ; les forces étaient revenues, et la teinte terreuse du visage faisait place à une rougeur du meilleur augure.

Enfin, après quarante-cinq jours de traitement, la malade fut assez bien pour rentrer chez elle.

La plus excellente santé s'est maintenue chez cette femme jusqu'au mois de juin de cette année.

A cette époque, tous les symptômes éprouvés en 1862 se reproduisirent avec aggravation, cette fois, de l'hypertrophie du foie. La malade, instruite par l'expérience, ne donna pas le temps à sa rate de prendre le volume qu'elle atteignit en 1862, ni aux phénomènes généraux l'aggravation de la première atteinte.

Elle accourut à Pougues.

La rate et le foie remplissaient à eux deux toute la cavité abdominale, mais ni l'un ni l'autre n'étaient le siége d'une sensibilité douloureuse; la faiblesse était extrême, l'appétit avait disparu sans que les fonctions digestives fussent notablement troublées; il existait un petit état fébrile avec exacerbation le soir, qui même, pendant deux jours, au début, me força de suspendre le traitement. Les règles n'avaient point été supprimées, parce que probablement un assez long temps ne s'était pas encore écoulé depuis l'invasion de la maladie.

Le traitement fut, comme celui de 1862, composé de la boisson de l'eau minérale et des douches. La dose de la boisson, d'abord à deux verres par jour, un le matin et un le soir, fut portée à quatre, qui ne furent jamais dépassés. Les douches froides furent prises pendant les dix premiers jours l'après-midi, et plus tard une le matin et une seconde le soir.

La malade resta à Pougues pendant vingt-huit jours, et le traitement, à cause de sa suspension pendant les règles, ne fut guère que de vingt-deux jours. Je voulus garder la malade plus longtemps, parce que je ne voyais chez elle aucun signe de saturation, et que d'autre part, la teinte jaune des yeux et de la face, bien que considérablement diminuée, était encore manifeste. Cependant, comme l'appétit était revenu et les forces rétablies, la malade insista pour partir, d'autant mieux qu'elle avait été prise d'une nostalgie si impérieuse, que ce besoin en quelque sorte fébrile de revoir son pays me fut encore un signe de l'insuffisance du traitement.

Elle partit.

A sa dernière visite, j'examinai le foie et la rate, que je trouvai considérablement réduits, mais non encore revenus à leur volume ordinaire, surtout la rate, qui depuis l'atteinte de 1862 n'avait jamais repris son volume normal.

Depuis son départ, je n'ai plus revu la malade, et n'en ai eu aucune nouvelle.

Les considérations qui précèdent rendent facilement compte des conditions qui président à l'emploi des eaux de Pougues dans l'hypertrophie des deux grandes glandes qui occupent la cavité de l'abdomen, et il me paraît inutile d'y insister davantage.

Affections de l'utérus.

Sans qu'il soit nécessaire de passer en revue le cadre si rempli des affections utérines, je le partagerai en deux grandes classes, en dehors de celles qui doivent toujours rester étrangères à la médication hydro-minérale, telles que les maladies aiguës et malignes.

La première classe comprendra les affections sans altération des tissus.

La seconde renfermera les affections utérines avec altération des tissus.

La première classe se subdivisera elle-même en deux ordres : 1° le premier rempli par les troubles purement fonctionnels, tels que l'aménorrhée, la dysménorrhée et la métrorrhagie ; 2° le second nous montrera les troubles de la sensibilité, les névralgies et les névroses.

La seconde classe, c'est-à-dire les affections utérines avec altération des tissus, sera représentée par l'engorgement, les ulcérations et le catarrhe du col de l'utérus.

Le premier ordre de la première classe, c'est-à-dire les troubles fonctionnels de la matrice, sont presque toujours liés à un état général, et, dans la majorité des cas, il faut les rattacher, soit à la chlorose, soit à la chloro-anémie, soit au nervosisme si bien décrit par M. Bouchut. Ces troubles ne sont plus alors que des effets qui disparaissent avec la cause qui les produit, et comme j'ai dit plus haut le mode d'action des eaux minérales de Pougues dans ces diverses affections, il est inutile d'y revenir à nouveau et de prolonger un travail déjà bien long.

Les troubles de la sensibilité accompagnent souvent les troubles fonctionnels, et cette aggravation n'ajoute que la douleur à la nature du mal, et ne modifie en rien la médication.

Mais il est des névralgies qui sont complétement indépendantes d'un état général, et qui s'adressent aux femmes les plus robustes et les mieux constituées. Tantôt ces névralgies n'apparaissent qu'à l'époque des règles, soit avant, soit après, et tantôt elles existent en dehors des époques cataméniales et se montrent indifféremment dans le courant du mois.

Dans le premier cas, surtout quand les douleurs précèdent l'apparition des règles, la névralgie est déterminée par un obstacle à l'écoulement du sang ; cet obstacle est dû tantôt à l'étroitesse du col, et tantôt à des contractions spasmodiques de l'organe.

Cette double condition, pour le dire en passant, est presque toujours une cause de stérilité.

S'il existe une étroitesse du col, aucune eau minérale ne remédiera à cet inconvénient, et je ne sais guère, pour le surmonter, que le débridement, qui réussit rarement, ou la dilatation progressive, qui n'a de chances de suc-

cès que sur les femmes âgées de moins de
30 ans.

Si, au contraire, l'obstacle à l'écoulement
du sang menstruel est dû à des spasmes du
col ou de l'organe tout entier, on doit tenter,
avec espérance de réussite, la médication par
les eaux de Pougues, tant en boisson qu'en
injections et en bains de siége à eau courante.
La boisson, en activant la circulation de l'organe utérin, en modère le système nerveux,
sur lequel les injections et les bains de siége
exercent, par leur température, cette action
hyposthénisante que tout le monde reconnaît
à l'eau froide.

La même explication s'adresse aux névralgies succédant à l'écoulement menstruel; et
la preuve que tel est bien le mode d'action des
eaux de Pougues, c'est que les femmes les plus
souffrantes à l'époque de leurs règles perdent
généralement peu de sang, et que l'intensité
de leurs douleurs est presque toujours en proportion avec la quantité du liquide perdu.

Je ne parle pas de certaines névroses dont le
siége ou le point de départ serait, selon les
auteurs, dans l'organe gestateur, telles que
l'hystérie, les fureurs utérines, etc., parce
que je les fais rentrer dans le cadre des états
nerveux que j'aurai à examiner plus tard.

Les affections utérines avec altération de tissu sont, ai-je dit, les engorgements, les ulcérations et le catarrhe utérin.

Disons tout d'abord, pour ne plus y revenir, qu'à l'exception de quelques cas rares d'ulcérations atoniques et de très-légers engorgements du col, il faut, dans le traitement de ces affections, proscrire les bains de siége froids, à moins qu'ils ne soient ni à eau courante, ni de courte durée. La tonicité produite par l'astringence du froid est suivie d'une réaction congestionnelle qui ne serait pas sans inconvénient sur un organe déjà congestionné ou enflammé. Cette action et cette réaction, produites par l'emploi rapide de l'eau froide, est manifeste après la douche générale, à ce point que si la réaction ne s'opère pas, on a à craindre que le sang refoulé de la périphérie, et n'y revenant pas, ne congestionne quelque organe important, comme les poumons ou le cerveau.

Il m'a été donné, cette année, d'observer cet effet sur un malade qui prenait des bains de siége froids pour combattre une spermatorrhée ; bien que la réaction fût nulle, malgré le massage et des frictions stimulantes que je faisais pratiquer après chaque bain, le malade continua, malgré mes avis, l'usage de

ces bains, dans l'efficacité desquels il avait
mis toute sa confiance. Peu à peu sa mémoire
s'affaiblit, son intelligence se troubla, des
fourmillements et de la faiblesse se firent sen-
tir dans tout le côté droit du corps, et bientôt
je ne pus douter d'un commencement d'hé-
miplégie. Cet état ne put m'être expliqué que
par la production successive de petites congestions cérébrales se produisant à chaque
bain de siége. Quelques dérivatifs sur la peau
et sur le tube intestinal, et la cessation complète des bains, firent bientôt disparaître ces
premiers symptômes d'un état menaçant, bien
que des inquiétudes ne pussent naître, ni de
la constitution, ni des antécédents du malade.

Quand l'engorgement du col utérin est pro-
noncé, et qu'intense est la douleur éprouvée
par la femme à la pression de la partie posté-
rieure du col, signe précieux et infaillible indiqué par Bennett, je fais subir à la malade un
traitement préparatoire à la médication hydro-minérale, parce que le temps ordinairement accordé aux cures d'eau est trop limité
pour tout demander à la puissance de ces
cures.

Ce traitement préparatoire, quand l'état général le permet, et s'il n'existe aucune ulcé-
ration au col, consiste dans l'application de

quelques sangsues sur le col même de l'utérus. Malgré les dénégations de quelques auteurs, je ne sais pas de moyens plus sûrs, plus
expéditifs et plus exempts d'accidents que
cette petite opération. Quand elle est possible,
la médication hydro-minérale est singulièrement simplifiée, et surtout considérablement
abrégée.

Les ulcérations du col, sans entrer ici dans
les distinctions diverses qu'on en a faites,
soit qu'elles se présentent seules, soit qu'elles
accompagnent l'engorgement, exigent presque toujours l'emploi d'un caustique, le nitrate d'argent, quand elles sont superficielles,
ou le nitrate acide de mercure, quand elles
sont plus profondes.

Avec le secours de ces modificateurs, ulcérations et engorgements cèdent à l'usage méthodique des eaux de Pougues, après un
temps plus ou moins long. Ici, en effet, l'action de l'eau ne s'exerce que faiblement, et il
lui faut une certaine continuité pour produire
l'effet désiré. Dans certains cas même, cette
action serait tout à fait impuissante sans le
secours des moyens indiqués plus haut : sangsues pour l'engorgement, cautérisation pour
les ulcérations.

Le mode d'action est ici tout à la fois général et local : général, parce qu'en activant la circulation de toute l'économie par ses propriétés éminemment excitantes, les eaux de Pougues dégorgent les capillaires engorgés et préviennent les congestions partielles ; locale par l'espèce de tonicité que les eaux de Pougues impriment à l'organe utérin sur lequel elles exercent une influence spéciale.

La tonicité dont je parle est toute différente de celle que produit le contact de l'eau froide : celle-ci agit brusquement, chasse violemment le sang des vaisseaux qu'elle contracte, et malheur aux organes éloignés, si le sang, ainsi fortement refoulé, ne revient pas dans les vaisseaux qu'il a abandonnés.

Dans la tonicité produite par les eaux de Pougues, au contraire, le refoulement se fait lentement, peu à peu, jour par jour, heure par heure, et le dégorgement, pour être moins rapide, n'en est que plus sûr et plus complet.

Dans le catarrhe utérin, les choses ne se passent pas ainsi : en cette occurrence, le mode d'action de l'eau de Pougues est identique avec celui que j'ai indiqué pour le catarrhe de la vessie ; l'affection passe d'abord à l'état subaigu, et réclame la même prudence et la même surveillance que la cystite chronique.

Ici les bains de siége froids ne sont pas
contre-indiqués, comme dans l'engorgement
et les ulcérations du col ; ils facilitent souvent
la manifestation de l'état aigu, et, dans tous
les cas, le maintiennent. Bien plus, j'ai l'habitude, dont j'ai retiré les meilleurs résultats,
de faire pratiquer, une ou deux fois par jour,
des injections avec l'eau minérale pure, et
même, quand le catarrhe se prolonge jusqu'à
la muqueuse du corps de l'organe, je pratique
les injections intra-utérines, sans en avoir
jamais éprouvé aucun accident.

J'arrête ici ce travail ; il doit suffire pour
faire comprendre, par analogie, le mode d'action des eaux de Pougues dans les affections
que j'ai négligées aujourd'hui, et qui se trouvent portées sur le tableau des maladies que
j'ai eu à soigner pendant la saison de 1866.
Ainsi, sous le titre générique d'*états nerveux*,
j'ai compris non-seulement le nervosisme,
mais encore certaines névroses, telles que l'é-
pilepsie, l'hystérie, l'hypocondrie, etc. ; et
tout le monde sait l'influence heureuse qu'exercent sur ces affections les médications toni-

ques et reconstituantes, sans parler de l'hydrothérapie.

La maladie bronzée n'est qu'une anémie à
caractère spécial.

Les coliques hépatiques ont un air de pro-
che parenté avec les coliques néphrétiques,
quand elles ne sont pas tout simplement des
névralgies du foie.

Enfin, sous la dénomination *de divers*, j'ai
compris ces affections qui, sans être précisément tributaires des eaux de Pougues, peuvent en retirer quelque avantage par suite de
cette inconnue qui plane et qui planera longtemps encore sur toute thérapeutique, quelle
qu'elle soit, mais principalement sur la thérapeutique hydro-minérale. Ainsi, un confrère
très-distingué m'adresse, pour la seconde fois,
sa petite fille atteinte d'un acné, pensant que
la médication alcaline fortifiante conviendrait
mieux que les eaux sulfureuses, trop fortes
pour la constitution de la malade, et que les
eaux alcalines à base de soude, trop débili-
tantes pour une jeune fille; les bénéfices d'un
premier essai l'avaient engagé à en tenter un
second. — Un autre malade vient avec un
eczéma chronique, que la médication alcaline modifie à peine; — celui-ci vient demander à nos douches l'atténuation d'un rhuma-

tisme ; — celui-là, enfin, ne cherchant que des distractions à des chagrins et à des peines morales, veut faire comme tout le monde, et suit un traitement.

Toutes les années, chaque établissement d'eaux minérales compte un plus ou moins grand nombre de ces malades dont l'état côtoie, sans y pénétrer, le cadre thérapeutique de la station qu'ils visitent. On les accepte à titre d'essai, quand rien ne contre-indique chez eux le traitement, et quelquesfois, il faut le reconnaître, ces essais sont couronnés de succès.

Il ne faut donc pas se montrer trop sévère dans les applications de la théorie, et, en présence de toutes les difficultés qui emplissent l'art médical, ne pas repousser systématiquement ceux que nous appelons les *enfants perdus de la médication hydro-minérale.*

M. le docteur Constantin James vient de faire paraître la sixième édition du *Guide pratique aux Eaux minérales de France et de l'étranger*. Nous en extrayons l'article suivant, consacré à l'Établissement et aux Eaux minérales de Pougues :

POUGUES (NIÈVRE)

SOURCES ALCALINES FROIDES

ITINÉRAIRE DE PARIS A POUGUES. — Chemin de fer de Lyon, ligne du Bourbonnais, jusqu'à Pougues même : 5 heures. — *Débours* : 27 fr.

Pougues est situé à onze kilomètres de Nevers. Il y a deux sources minérales : l'une, dite de Saint-Marcel, ne contient pas de gaz acide carbonique et est réservée pour les bains ; l'autre, appelée source Saint-Léger, est au contraire fortement chargée de gaz et sert à la boisson ; aussi est-ce celle-là surtout qu'il nous importe de connaître :

La source Saint-Léger est captée dans un puits à ciel ouvert ; elle a une température fixe de 12° C. ; de grosses bulles d'acide carbonique viennent éclater à sa surface. L'eau

L'action minérale est puissamment secondée par les pratiques hydrothérapiques, auxquelles est consacré un établissement dû à l'initiative du docteur Félix Roubaud. Je dois dire à ce sujet que notre confrère, après avoir été, pendant huit ans, l'inspecteur des eaux de Pougues, en a récemment pris la direction, plutôt médicale qu'administrative.

Enfin, il est question d'établir à Pougues des cures de petit-lait, sur le modèle de celles qui existent en Suisse et en Allemagne.

L'établissement de Pougues, qui n'était, il y a quelques années encore, qu'une chétive masure, sans air et sans espace, s'est entièrement transformé. On y trouve aujourd'hui un beau Casino, un théâtre, un parc bien dessiné ; en un mot, tout y est sur un pied très-confortable.

TRANSPORT. — Ces eaux se conservent parfaitement. Il s'en est expédié, l'année dernière (1866), près de 200,000 bouteilles, et je ne doute pas qu'avant peu ce chiffre n'ait plus que doublé. Leur emploi est le même qu'à la source.

N'oublions pas non plus de mentionner les

pastilles (1) faites avec les éléments minéralisateurs des eaux. Plus toniques que celles de Vichy, elles conviennent de même, dans les dyspepsies et les embarras de la digestion. Enfin on leur attribue des vertus diurétiques.

(1) Le Dépôt central des eaux et des pastilles de Pougues se trouve au *Grand Entrepôt* de la rue Caumartin, 60, lequel contient un approvisionnement très-complet de toutes les *Eaux minérales, françaises et étrangères*. C'est, sans contredit, un des dépôts de Paris qui m'inspirent le plus de confiance.

FIN

TABLE DES MATIÈRES

Paris. — Typ. PILLET fils aîné, 5, rue des Grands-Augustins.